U0307725

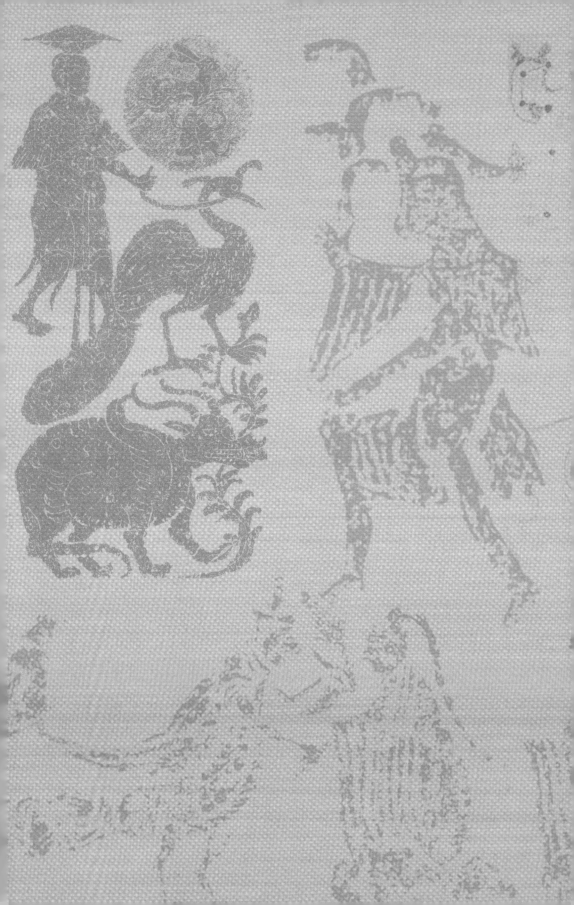

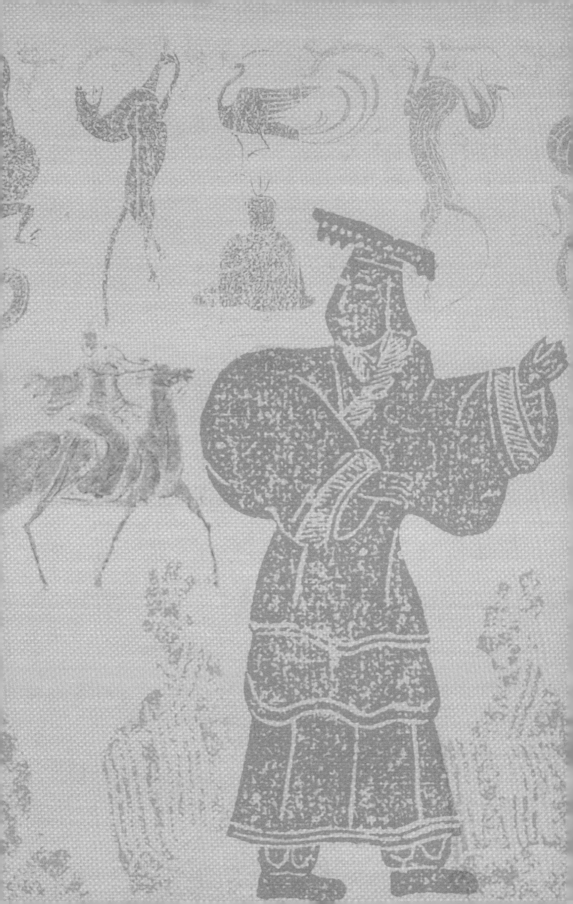

中国古医籍整理丛书

# 小儿推拿秘诀

明·周于蕃 著

江蓉星 赵 琼 袁 斓 王翠平 校注

中国中医药出版社

·北 京·

图书在版编目（CIP）数据

小儿推拿秘诀／（明）周于蕃著；江蓉星等校注 . —北京：中国中医药出版社，2015. 12（2021.3重印）

（中国古医籍整理丛书）

ISBN 978 - 7 - 5132 - 2926 - 5

Ⅰ.①小… Ⅱ.①周… ②江… Ⅲ.①小儿疾病 - 推拿 - 中国 - 明代 Ⅳ.①R244.1

中国版本图书馆 CIP 数据核字（2015）第 271355 号

中 国 中 医 药 出 版 社 出 版
北京经济技术开发区科创十三街 31 号院二区 8 号楼
邮政编码 100176
传真 010 64405721
廊坊市祥丰印刷有限公司印刷
各地新华书店经销

＊

开本 710×1000 1/16 印张 6.5 字数 22 千字
2015 年 12 月第 1 版 2021 年 3 月第 5 次印刷
书 号 ISBN 978 - 7 - 5132 - 2926 - 5

＊

定价 20. 00 元
网址 www. cptcm. com

# 国家中医药管理局
# 中医药古籍保护与利用能力建设项目
## 组织工作委员会

**主　任　委　员**　王国强

**副 主 任 委 员**　王志勇　李大宁

**执 行主任委员**　曹洪欣　苏钢强　王国辰　欧阳兵

**执行副主任委员**　李　昱　武　东　李秀明　张成博

**委　　　　员**

各省市项目组分管领导和主要专家

　　（山东省）武继彪　欧阳兵　张成博　贾青顺

　　（江苏省）吴勉华　周仲瑛　段金廒　胡　烈

　　（上海市）张怀琼　季　光　严世芸　段逸山

　　（福建省）阮诗玮　陈立典　李灿东　纪立金

　　（浙江省）徐伟伟　范永升　柴可群　盛增秀

　　（陕西省）黄立勋　呼　燕　魏少阳　苏荣彪

　　（河南省）夏祖昌　刘文第　韩新峰　许敬生

　　（辽宁省）杨关林　康廷国　石　岩　李德新

　　（四川省）杨殿兴　梁繁荣　余曙光　张　毅

各项目组负责人

　　王振国（山东省）　王旭东（江苏省）　　张如青（上海市）

　　李灿东（福建省）　陈勇毅（浙江省）　　焦振廉（陕西省）

　　蔡永敏（河南省）　鞠宝兆（辽宁省）　　和中浚（四川省）

## 项目专家组

顾　问　马继兴　张灿玾　李经纬

组　长　余瀛鳌

成　员　李致忠　钱超尘　段逸山　严世芸　鲁兆麟
　　　　郑金生　林端宜　欧阳兵　高文柱　柳长华
　　　　王振国　王旭东　崔　蒙　严季澜　黄龙祥
　　　　陈勇毅　张志清

## 项目办公室（组织工作委员会办公室）

主　任　王振国　王思成

副主任　王振宇　刘群峰　陈榕虎　杨振宁　朱毓梅
　　　　刘更生　华中健

成　员　陈丽娜　邱　岳　王　庆　王　鹏　王春燕
　　　　郭瑞华　宋咏梅　周　扬　范　磊　张永泰
　　　　罗海鹰　王　爽　王　捷　贺晓路　熊智波

秘　书　张丰聪

# 前　言

　　中医药古籍是传承中华优秀文化的重要载体，也是中医学传承数千年的知识宝库，凝聚着中华民族特有的精神价值、思维方法、生命理论和医疗经验，不仅对于传承中医学术具有重要的历史价值，更是现代中医药科技创新和学术进步的源头和根基。保护和利用好中医药古籍，是弘扬中国优秀传统文化、传承中医学术的必由之路，事关中医药事业发展全局。

　　1949 年以来，在政府的大力支持和推动下，开展了系统的中医药古籍整理研究。1958 年，国务院科学规划委员会古籍整理出版规划小组在北京成立，负责指导全国的古籍整理出版工作。1982 年，国务院古籍整理出版规划小组召开全国古籍整理出版规划会议，制定了《古籍整理出版规划（1982—1990）》，卫生部先后下达了两批 200 余种中医古籍整理任务，掀起了中医古籍整理研究的新高潮，对中医文化与学术的弘扬、传承和发展，发挥了极其重要的作用，产生了不可估量的深远影响。

　　2007 年《国务院办公厅关于进一步加强古籍保护工作的意见》明确提出进一步加强古籍整理、出版和研究利用，以及

"保护为主、抢救第一、合理利用、加强管理"的方针。2009年《国务院关于扶持和促进中医药事业发展的若干意见》指出，要"开展中医药古籍普查登记，建立综合信息数据库和珍贵古籍名录，加强整理、出版、研究和利用"。《中医药创新发展规划纲要（2006—2020）》强调继承与创新并重，推动中医药传承与创新发展。

2003~2010年，国家财政多次立项支持中国中医科学院开展针对性中医药古籍抢救保护工作，在中国中医科学院图书馆设立全国唯一的行业古籍保护中心，影印抢救濒危珍本、孤本中医古籍1640余种；整理发布《中国中医古籍总目》；遴选351种孤本收入《中医古籍孤本大全》影印出版；开展了海外中医古籍目录调研和孤本回归工作，收集了11个国家和2个地区137个图书馆的240余种书目，基本摸清流失海外的中医古籍现状，确定国内失传的中医药古籍共有220种，复制出版海外所藏中医药古籍133种。2010年，国家财政部、国家中医药管理局设立"中医药古籍保护与利用能力建设项目"，资助整理400余种中医药古籍，并着眼于加强中医药古籍保护和研究机构建设，培养中医古籍整理研究的后备人才，全面提高中医药古籍保护与利用能力。

在此，国家中医药管理局成立了中医药古籍保护和利用专家组和项目办公室，专家组负责项目指导、咨询、质量把关，项目办公室负责实施过程的统筹协调。专家组成员对古籍整理研究具有丰富的经验，有的专家从事古籍整理研究长达70余年，深知中医药古籍整理研究的重要性、艰巨性与复杂性，履行职责认真务实。专家组从书目确定、版本选择、点校、注释等各方面，为项目实施提供了强有力的专业指导。老一辈专家的学术水平和智慧，是项目成功的重要保证。项目承担单位山东中医药大学、南京中医药大学、上海中医药大学、福建中医药大学、浙江省中医药研究院、陕西省中医药研究院、河南省中医药研究院、辽宁中医药大学、成都中医药大学及所在省市中医药管理部门精心组织，充分发挥区域间互补协作的优势，并得到承担项目出版工作的中国中医药出版社大力配合，全面推进中医药古籍保护与利用网络体系的构建和人才队伍建设，使一批有志于中医学术传承与古籍整理工作的人才凝聚在一起，研究队伍日益壮大，研究水平不断提高。

本着"抢救、保护、发掘、利用"的理念，该项目重点选择近60年未曾出版的重要古医籍，综合考虑所选古籍的保护价值、学术价值和实用价值。400余种中医药古籍涵盖了医经、基础理论、诊法、伤寒金匮、温病、本草、方书、内科、外科、女科、儿科、伤科、眼科、咽喉口齿、针灸推拿、养生、医案医话医论、医史、临证综合等门类，跨越唐、宋、金元、明以迄清末。全部古籍均按照项目办公室组织完成的行业标准《中医古籍整理规范》及《中医药古籍整理细则》进行整理校注，绝大多数中医药古籍是第一次校注出版，一批孤本、稿本、抄本更是首次整理面世。对一些重要学术问题的研究成果，则集中收录于各书的"校注说明"或"校注后记"中。

"既出书又出人"是本项目追求的目标。近年来，中医药古籍整理工作形势严峻，老一辈逐渐退出，新一代普遍存在整理研究古籍的经验不足、专业思想不坚定等问题，使中医古籍整理面临人才流失严重、青黄不接的局面。通过本项目实施，搭建平台，完善机制，培养队伍，提升能力，经过近5年的建设，锻炼了一批优秀人才，老中青三代齐聚一堂，有效地稳定了研究队伍，为中医药古籍整理工作的开展和中医文化与学术的传承提供必备的知识和人才储备。

本项目的实施与《中国古医籍整理丛书》的出版，对于加强中医药古籍文献研究队伍建设、建立古籍研究平台，提高古籍整理水平均具有积极的推动作用，对弘扬我国优秀传统文化，推进中医药继承创新，进一步发挥中医药服务民众的养生保健与防病治病作用将产生深远影响。

第九届、第十届全国人大常委会副委员长许嘉璐先生，国家卫生计生委副主任、国家中医药管理局局长、中华中医药学会会长王国强先生，我国著名医史文献专家、中国中医科学院马继兴先生在百忙之中为丛书作序，我们深表敬意和感谢。

由于参与校注整理工作的人员较多，水平不一，诸多方面尚未臻完善，希望专家、读者不吝赐教。

国家中医药管理局中医药古籍保护与利用能力建设项目办公室
二〇一四年十二月

# 许 序

"中医"之名立，迄今不逾百年，所以冠以"中"字者，以别于"洋"与"西"也。慎思之，明辨之，斯名之出，无奈耳，或亦时人不甘泯没而特标其犹在之举也。

前此，祖传医术（今世方称为"学"）绵延数千载，救民无数；华夏屡遭时疫，皆仰之以度困厄。中华民族之未如印第安遭染殖民者所携疾病而族灭者，中医之功也。

医兴则国兴，国强则医强。百年运衰，岂但国土肢解，五千年文明亦不得全，非遭泯灭，即蒙冤扭曲。西方医学以其捷便速效，始则为传教之利器，继则以"科学"之冕畅行于中华。中医虽为内外所夹击，斥之为蒙昧，为伪医，然四亿同胞衣食不保，得获西医之益者甚寡，中医犹为人民之所赖。虽然，中国医学日益陵替，乃不可免，势使之然也。呜呼！覆巢之下安有完卵？

嗣后，国家新生，中医旋即得以重振，与西医并举，探寻结合之路。今也，中华诸多文化，自民俗、礼仪、工艺、戏曲、历史、文学，以至伦理、信仰，皆渐复起，中国医学之兴乃属必然。

迄今中医犹为国家医疗系统之辅，城市尤甚。何哉？盖一则西医赖声、光、电技术而于20世纪发展极速，中医则难见其进。二则国人惊羡西医之"立竿见影"，遂以为其事事胜于中医。然西医已自觉将入绝境：其若干医法正负效应相若，甚或负远逾于正；研究医理者，渐知人乃一整体，心、身非如中世纪所认定为二对立物，且人体亦非宇宙之中心，仅为其一小单位，与宇宙万象万物息息相关。认识至此，其已向中国医学之理念"靠拢"矣，虽彼未必知中国医学何如也。唯其不知中国医理何如，纯由其实践而有所悟，益以证中国之认识人体不为伪，亦不为玄虚。然国人知此趋向者，几人？

国医欲再现宋明清高峰，成国中主流医学，则一须继承，一须创新。继承则必深研原典，激清汰浊，复吸纳西医及我藏、蒙、维、回、苗、彝诸民族医术之精华；创新之道，在于今之科技，既用其器，亦参照其道，反思己之医理，审问之，笃行之，深化之，普及之，于普及中认知人体及环境古今之异，以建成当代国医理论。欲达于斯境，或需百年欤？予恐西医既已醒悟，若加力吸收中医精粹，促中医西医深度结合，形成21世纪之新医学，届时"制高点"将在何方？国人于此转折之机，能不忧虑而奋力乎？

予所谓深研之原典，非指一二习见之书、千古权威之作；就医界整体言之，所传所承自应为医籍之全部。盖后世名医所著，乃其秉诸前人所述，总结终生行医用药经验所得，自当已成今世、后世之要籍。

盛世修典，信然。盖典籍得修，方可言传言承。虽前此50余载已启医籍整理、出版之役，惜旋即中辍。阅20载再兴整理、出版之潮，世所罕见之要籍千余部陆续问世，洋洋大观。

今复有"中医药古籍保护与利用能力建设"之工程，集九省市专家，历经五载，董理出版自唐迄清医籍，都400余种，凡中医之基础医理、伤寒、温病及各科诊治、医案医话、推拿本草，俱涵盖之。

噫！璐既知此，能不胜其悦乎？汇集刻印医籍，自古有之，然孰与今世之盛且精也！自今而后，中国医家及患者，得览斯典，当于前人益敬而畏之矣。中华民族之屡经灾难而益蕃，乃至未来之永续，端赖之也，自今以往岂可不后出转精乎？典籍既蜂出矣，余则有望于来者。

谨序。

第九届、十届全国人大常委会副委员长

许嘉璐

二〇一四年冬

# 王 序

中医学是中华民族在长期生产生活实践中，在与疾病作斗争中逐步形成并不断丰富发展的医学科学，是中国古代科学的瑰宝，为中华民族的繁衍昌盛作出了巨大贡献，对世界文明进步产生了积极影响。时至今日，中医学作为我国医学的特色和重要医药卫生资源，与西医学相互补充、相互促进、协调发展，共同担负着维护和促进人民健康的任务，已成为我国医药卫生事业的重要特征和显著优势。

中医药古籍在存世的中华古籍中占有相当重要的比重，不仅是中医学术传承数千年最为重要的知识载体，也是中医为中华民族繁衍昌盛发挥重要作用的历史见证。中医药典籍不仅承载着中医的学术经验，而且蕴含着中华民族优秀的思想文化，凝聚着中华民族的聪明智慧，是祖先留给我们的宝贵物质财富和精神财富。加强对中医药古籍的保护与利用，既是中医学发展的需要，也是传承中华文化的迫切要求，更是历史赋予我们的责任。

2010 年，国家中医药管理局启动了中医药古籍保护与利用能力建设项目。这既是传承中医药的重要工程，也是弘扬优秀民族文化的重要举措，不仅能够全面推进中医药的有效继承和创新发展，为维护人民健康做出贡献，也能够彰显中华民族的璀璨文化，为实现中华民族伟大复兴的中国梦作出贡献。

相信这项工作一定能造福当今，嘉惠后世，福泽绵长。

国家卫生和计划生育委员会副主任

国家中医药管理局局长

中华中医药学会会长

王国强

二〇一四年十二月

# 马 序

　　新中国成立以来，党和国家高度重视中医药事业发展，重视古籍的保护、整理和研究工作。自 1958 年始，国务院先后成立了三届古籍整理出版规划小组，分别由齐燕铭、李一氓、匡亚明担任组长，主持制订了《整理和出版古籍十年规划（1962—1972)》《古籍整理出版规划（1982—1990)》《中国古籍整理出版十年规划和"八五"计划（1991—2000)》等，而第三次规划中医药古籍整理即纳入其中。1982 年 9 月，卫生部下发《1982—1990 年中医古籍整理出版规划》，1983 年 1 月，中医古籍整理出版办公室正式成立，保证了中医古籍整理出版规划的实施。2002 年 2 月，《国家古籍整理出版"十五"（2001—2005）重点规划》经新闻出版署和全国古籍整理出版规划领导小组批准，颁布实施。其后，又陆续制定了国家古籍整理出版"十一五"和"十二五"重点规划。国家财政多次立项支持中国中医科学院开展针对性中医药古籍抢救保护工作，文化部在中国中医科学院图书馆专门设立全国唯一的行业古籍保护中心，国家先后投入中医药古籍保护专项经费超过 3000 万元，影印抢救濒危珍、善、孤本中医古籍 1640 余种，开展了海外中医古籍目录调研和孤本回归工作。2010 年，国家财政部、国家中医药管理局安排国家公共卫生专项资金，设立了"中医药古籍保护与利用能力建设项目"，这是继 1982～1986 年第一批、第二批重要中医药古籍整理之后的又一次大规模古籍整理工程，重点整理新中国成立后未曾出版的重要古籍，目标是形成并普及规范的通行本、传世本。

为保证项目的顺利实施，项目组特别成立了专家组，承担咨询和技术指导，以及古籍出版之前的审定工作。专家组中的许多成员虽逾古稀之年，但老骥伏枥，孜孜不倦，不仅对项目进行宏观指导和质量把关，更重要的是通过古籍整理，以老带新，言传身教，培养一批中医药古籍整理研究的后备人才，促进了中医药古籍保护和研究机构建设，全面提升了我国中医药古籍保护与利用能力。

作为项目组顾问之一，我深感中医药古籍保护、抢救与整理工作的重要性和紧迫性，也深知传承中医药古籍整理经验任重而道远。令人欣慰的是，在项目实施过程中，我看到了老中青三代的紧密衔接，看到了大家的坚持和努力，看到了年轻一代的成长。相信中医药古籍整理工作的将来会越来越好，中医药学的发展会越来越好。

欣喜之余，以是为序。

中国中医科学院研究员

马继兴

二〇一四年十二月

# 校注说明

　　《小儿推拿秘诀》（又名《推拿仙书》《秘传男女小儿科推拿秘诀》《小儿科推拿仙术秘诀》）为明·周于蕃著，于明代万历三十三年（1605）刊行。周于蕃，字载播，号岳夫，湖北蒲圻县人，明代医家，生平不详。本书介绍了儿科望诊、儿科常见病的四诊八候、推拿手法、惊疾和杂病治疗等，内容涉及小儿生理、病理特点、诊断、治疗方法和病后调理等方面。

　　据《中国中医古籍总目》著录，本书版本有六，其中四个版本已不存在或根本无法阅读。此次整理以清康熙二十四年（1685）刊行的味经堂刻本为底本进行本校，以清抄本为主校本进行对校。由于本书与元代《小儿按摩经》和明代《针灸大成》存在一定的学术渊源，且有些内容直接取自这两本书，故选此两本著作为参校本。

　　现将有关校注原则说明如下：

　　1. 本次整理对原书内容不删节、不改编，尽力保持原书面貌。原书为繁体竖排，现改成横排简体，增加现代标点。原书表示上下文的"右""左"，径改为"上""下"，不另出注。

　　2. 凡底本无误，校本有误者，保留底本原貌，不出校记。凡底本与校本互异，义均可通，或疑底本有误者，保留底本原貌，出校记说明。凡底本中明显的错讹、脱漏、衍文、倒文或底本文义劣于校本者，据校本改、补、删、移，均出校记说明。

　　3. 底本中引用他书文献，复校虽有异同，凡不悖医理、文义者，一般不予改动。

　　4. 底本中的异体字、古今字径改为通行简体字，不出校记。

5. 原书的通假字，于首见处出校记，说明通假关系。避讳字如不影响理解，保持原貌。凡属疑难字、冷僻字、异读字，以及典故、术语，酌情加以注释。

6. 底本中的双行小字，统一改为单行，字号较正文小一号。

7. 原书插图，模糊不清，在保持原貌的基础上，照底本原图临摹，使之更为清晰。原图上文字，据清抄本校改，有漫漶不清之处，以虚缺号按所缺字数补入。

8. 底本原无目录，此次整理参考清抄本，并根据底本内容重新整理而成。目录与底本正文有出入时，依据正文实际内容，调整目录，必要时加注说明。

# 小儿推拿秘诀引

医，仁术也，以能生人也。古来名医代不乏人，奈世之医者愈传而愈失其真。飞①惟不能生人，且德德②至于杀人，而于小儿为尤甚。盖小儿口未能言，其受病处殊不易察及，稍长亦畏药莫投，即强投之，又恐肠腑虚薄不能胜也。以医为利者，每借症试药，思以售其术，故误伤无算。仁为人术，顾如是乎！余为此惧。渴③推拿一法，取效于面部、股、掌、筋骨间，可以生人，而必不至于杀人，较之药饵为尤愈也。顾推拿之说，由来虽旧，而书难概见，即见未尽善。其简明详居，随试辄效，真足以起死回生者，惟蒲圻周先生一书，业经三刻，活人正众，惜板废未广其传。余友王子亮工，得之洪孝舒时卿手授，遂商于余。因与慎加参订，独出己资，重镌梨枣，公诸海内。庶几生人靡涯，而足平天地之憾矣。具幼幼之心者，孰能不为珍赏哉！

康熙二十四年乙丑秋吉古铅州张应泰题于娜嬛书斋

---

① 飞：同"非"。
② 德德：又作"得得"，渐次。
③ 渴：底本与主校本相同，但与文义不合，疑作"惟"字。

# 小儿科推拿仙术秘诀引

　　小儿推拿之说，其来已旧，而书不概见焉。自余年廿七，乃始举长子，且多疾。有黄冠①善此术，请试之觉验，然得自口授，习而不察，语亦不详也。顾不佞每留心此书，忽一旦偶得之，若有所授之焉者，然又不无错谬。因细心历访诸方士，暨凡业此术者，陆续参订，有得即录之，渐次明尽，几欲梓之以传世。适上庸长令申吾张侯，天植仁慈，雅志怀少，且此中俗尚巫教，病者往往误伤无算，侯深悼之。故一见其书，辄付之梓，而属不佞引其端。余谓小儿无七情六欲之感，第②有风寒水湿伤食之症，且初生脏腑脆薄，不经药饵，稍长又畏药难投。惟此推拿一着，取效于面部③、掌股、皮骨之间。盖面部④、掌股与脏腑相通，医者以一色觇人气候，以一脉而诊人休咎⑤，故可思矣。得是书者，倘能察其病症，循其穴道，施以手法，而汗吐下三者，尤能得诀。大者又稍兼以药饵，未有不随试而随效者也，真足补造化之不及哉。而张侯命梓之意，利亦溥矣，敬书之以告诸同志者。

　　　　万历乙巳秋吉楚人周于蕃书于竹山儒学之敬一堂

---

①　黄冠：道士之冠，此借指道士。
②　第：但。
③　部：原作"步"，据清抄本改。
④　部：原作"步"，据清抄本改。
⑤　休咎：吉凶；善恶。

# 重刻幼科小引

于戏此仙术也！原苦心十五年所订之甚真，试之极验，信有起死回生之力。余借此以活人良多，即按本而施者，亦靡不应手而效。曾于上庸署中徼①长令之灵寿②之梓矣，刹那间，而有郎州司李之后③，因载梓之，以广其传。其间手法口诀，有非笔舌所能摹拟者，更为图之注之，颇觉详明，有慈幼之心者，细心浏览焉。

万历丙午春吉于蕃载播署

---

① 徼：同"邀"，谋求，求。

② 灵寿：原作木名，可做杖鞭，引申为主持某件事情。灵，福佑；寿，保存；寿之梓，即刊刻成书。

③ 司李之后：清抄本作"司李之役"。李，同"理"，司李即法官。役：职务，职责。

# 三刻小引

　　此书且三刻，何嗜之深也。夫人最爱无如儿，而最最爱又无如小儿。惟此推拿手诀，其去轻病，如汤之泼雪，随手即消；去重病亦如苔①之拂尘，渐次亦净。用药犹有差池，而推拿毫无差池，除是命尽数穷，莫可谁何②，倘有一线之脉，亦无不可回者。盖不佞试之屡矣，活人多矣。惟是前此所刻，有谓按本亦效者，又有谓不尽了然者。夫谓按本亦效者，信此术之果效也，知不余诳也。而谓不尽了然者，或有不解之处也，又余之所不安也，故又为之翻刻。凡一切症候，看诀穴道、手法字义，逐一为支分即解。而疑惑难明者，更为图画辨释，俾人人展卷，无不了然。亦人人谓按本亦效，庶不负初刻再刻之意。第得是书者，须自首至尾，阅历数过，庶能了然。又须初病早治，久病多治，庶见按本亦效，此翻刻之意也。第世医者，多利于用药，其诋而弃之惟意，其信而兼用之亦惟意。

万历四十壬子岁周于蕃再书于留郡署中

---

① 苔：苔帚。
② 谁何：稽查，诘问。

# 原　序

　　夫人禀天地阴阳造化之气，阴阳顺行，则精神清爽，阴阳逆行，则诸疾横生。孩童不调，皆由阴阳失序，以致乍寒暴热，颠倒皆迷。使父母有忧惧之心，疑鬼疑神。幸遇明师，取人手足与花木相同，其发生盛衰枯荣，是阴阳节度而无差殊。却将男女左右手，推分寒热虚实，任是诸般杂病，并一切惊①风等症，按穴推拿，随手而施，随手而应，足补造化之不及也。

　　诗曰：朝纲大乱绝人踪，云汉光芒掣电虹。

　　　　　太白金星传关会②，马郎度下救③孩童。

　　又曰：此诀神仙降敕星，分明说与世间人。

　　　　　展开指掌阴阳法，管取沉疴效若神。

---

　①　惊：原作"京"，据清抄本改。

　②　关会：泛指通知。

　③　敕：清抄本作"救"。

# 目　录

## 看小儿无患歌

孩儿常体貌，情态自殊然。鼻内既无涕，喉中又没涎。头如青黛染，唇似点朱鲜。脸方花映竹，颊绽水浮莲。喜引方才笑，非时手不掀。纵哭无多哭，虽眠不久眠。意同波浪静，性若镜中天。此等俱安吉，何愁病疾缠。

## 看小儿被惊法歌

囟门八字好非常，筋度三关命必亡风关、气关、命关为三关。初关乍入易进退，次节相侵亦可防。筋赤必是因食隔，筋青端是水风伤。筋连大指是阳症，筋若生花主不祥。筋带悬针主吐泻，筋开关外命难当。鱼口①鸦声并气急，犬吠人骇自惊张。二十四筋推早好，若教迟缓命必亡。病急可将灯火断，轻时只把手推良。天仙留下真方法，后学精传第一强。

## 看五脏六腑定诀歌

心经②有热作痴迷，天河水过入洪池。肝经有病眼多闭，推动脾土病即退。脾土有病食不进，推动脾土效必

---

① 口：原作"日"，据清抄本改。
② 经：原作"惊"，据清抄本和《针灸大成·卷十》"手法歌"改。

应。胃经有病食不消，脾土大肠①八卦调。肺经有病咳嗽多，可把肺经久按摩。肾经有病小便涩，推动肾水必救得。大肠有病泄②泻多，可把大肠用心搓。小肠有病气来攻，横门板门精宁通。命门有病元气虚，脾土大肠八卦推。三焦有病生寒热，天河六腑神仙诀③。膀胱有病作淋痫，肾水八卦运天河。胆经有病口作苦，只有妙法推脾土。五脏六腑各有推，千金秘诀传今古。

## 看面定诀

凡看小儿，先观神色，大者兼察脉理。如肝病以面青，心病面赤，脾病面黄，肺病面白，肾病面黑。钱氏云：左腮为肝，右腮为肺，额为心，鼻为脾，颏为肾。目内之症，赤者心热<small>导赤散主之</small>；淡红者心虚也<small>生群散主之</small>，青者肝热<small>泻肝散主之</small>，无精者肾虚<small>地黄丸主之</small>，分经理治，无不愈矣<small>此药方大而皮肤厚者，不得已兼推拿用，小者单推拿可也</small>。又云：面黄多食积，青色有惊风，白色多成④痫，伤风面颊红，渴来唇⑤带赤，热甚眼朦胧，痫疾眉头皱，不皱是伤风。秘诀传千古，观察定吉凶。

---

① 肠：原作"伤"，据清抄本改。
② 泄：原作"世"，据清抄本改。
③ 天河六腑神仙诀：《小儿按摩经》和《针灸大成·卷十》"手法歌"均作"天河过水莫蹉跎"。
④ 成：原作"城"，据清抄本改。
⑤ 唇：原作"辰"，据清抄本改。

# 看指定诀歌

五指梢头冷，筋来不可当筋即惊①也。若还指中热，必定是伤寒。中指独自冷，麻痘症相传。男左女右手，分明仔细看。儿心热跳是着惊①，热而不跳伤风说。凉而翻眼是水惊①，此是入门探②候诀。

## 看色断生死诀

面紫，心气③绝，五日死。面赤目陷，肝气③绝，六④日死。面黄四肢肿⑤，脾气③绝，九日死。面白鼻干黑⑥，肺气③绝，三日死。齿如黄豆色⑦，骨气绝，一日死。面黑耳黄呻吟，肾气绝，四日死。口张唇青毛枯，七日死⑧。

---

① 惊：原作"京"，据清抄本改。

② 探：原作"椊"，据清抄本改。

③ 气：原作"经"，据《小儿按摩经》和《针灸大成·卷十》"察色验病生死诀"改。

④ 六：《小儿按摩经》和《针灸大成·卷十》"察色验病生死诀"均作"三"。

⑤ 肿：《小儿按摩经》和《针灸大成·卷十》"察色验病生死诀"均作"重"。

⑥ 鼻干黑：《小儿按摩经》和《针灸大成·卷十》"察色验病生死诀"均作"鼻入奇沦"。

⑦ 齿如黄豆色：《小儿按摩经》和《针灸大成·卷十》"察色验病生死诀"均作"脑如黄熟豆"。

⑧ 七日死：《小儿按摩经》和《针灸大成·卷十》"察色验病生死诀"均作"肺绝，五日死"。

# 看症候断诀

眼上赤脉下贯瞳人①，囟门肿起，兼及作坑，目多直视，怒不转睛，鼻孔燥黑，肚大青筋，指甲黑色。或作鸦声，口张舌出，齿牙啮人，鱼口气急，啼不出声，蛔虫②口出，俱是死症观此二段，则有病不可不早治也。

# 变 蒸 说

婴儿初生，血气未定，阴阳未实，脏腑未备，骨骼未全。每三十一日一变蒸，或发热，或恶寒，或吐，或泻，或汗，此皆长血脉，全智意之常候，不治自愈。每变蒸生一脏，或一腑。十变足，脏腑始完，胎毒始散。故周岁之内常要知此症。但亦有胎死实不发者，又当审焉。

# 四症八候说

何谓四症，惊、风、痰、热，是也总谓惊③风。何谓八候，手足伸缩为搐，十指开合为搦，欲相扑捉为掣，四肢寒动为颤，身仰为返，势若开弓为引，常若嗔怒为窜，露睛不活为视。八候之中，惟搐独多。男搐左视无声，右视

---

① 瞳人：即瞳仁。
② 虫：原作"舌"，据清抄本改。
③ 惊：原作"京"，据清抄本改。

有声。女搐右视无声，左视有声。又有时刻，寅卯时发，目上视，手足摇，口流涎，颈强项，此肝火太旺，法当多退六腑，推肾经<sub>地黄丸、滋肾丸</sub>。巳午未时发，身热神悸，目上视，睛赤，牙关紧，口流涎，手①足动，此心火太旺。法当多退六腑，推肺经肾水<sub>泻心导赤散②</sub>。申酉时，气喘，目微斜，睡则露睛，手足冷，此乃脾伤，法当多分阴阳，推脾经<sub>益黄散、泻青丸</sub>。亥子时，喉中有痰，食不消，睡多不省，此亦脾病。法亦当多分阴阳，推心经、脾土，急用吐法<sub>益黄散、导赤丸</sub>。凡药大者用之，小者只推拿自愈。

## 拿　说

凡医人入门，见病者如骤感而轻，可不必拿。若久感而沉重者，必须一拿以试之，然后便于用功。又有一种平日无病，陡然眼翻上，手足乱舞，目闭不作声，口流白沫，或乱叫手抓人，此名急惊。又有受病已久，不时眼翻上，或偏视，四肢环搐，此名慢惊。俱不可不拿，拿法具下。

### 拿　法

医用右手大指，跪于孩童总位③上，而以中指于一窝

---

① 手：原作"于"，据清抄本改。

② 泻心导赤散：据文义，疑为"泻心汤、导赤散"之误。

③ 总位：总筋。位于腕部掌侧横纹，正对中指处。能清心火，退心经热病。治口内生疮，遍身潮热，夜间啼哭，四肢抽掣，惊风等症。

风处，对着大指尽力拿之；此法所谓急惊[1]，拿之即醒。或医用右手食中二指，夹孩童左手中指甲稍，却用大指当所拿中指甲巅，一折拿之；或用医大指甲巅，掐入病中指甲内者尤为得力。此二法，不拘急慢惊，并可拿之。凡看病入门，必先用此以试之。如拿之而病者一声哭醒，即连哭数声者，可生之兆也，即莫照病求法推之。轻者即愈，重者久推亦愈。若拿而口撮如鱼口样，声叫如鸦声样者，并难治也。然亦尽力用功，冀其万一之生。则在好生者之仁心耳。总位一窝风穴，俱载后。

又有医将两手托着病者两手背，紧紧连指掌一把拿住，扯旁两胯，一总尽力夹住者此法发狂，或用手抓人，或手足扬舞，僵撞者用之极妙。又病者口紧不开，医人将大中二指，着力拿其牙关穴自开牙关穴在两牙腮尽[2]处，近耳者是也，如要用指入口按病者舌根取吐，与灌汤药俱用此法。其用剪拘开者，此蛮法也，若小儿未生齿者，用剪岂不伤其肉乎。按舌法，详后吐法内。

## 汗吐下说

凡小儿无他病，惟有风寒水湿伤乳伤食之症。故风寒急宜令出汗，伤乳伤食，急宜令吐出乳食，或泄下乳食。然风裹乳食者尤多，则汗下又不如吐之速也。三法具下。

---

① 惊：原作"京"，据清抄本改。
② 尽：原作"尺"，据清抄本改。

## 汗　法

遇小儿作寒作热，或鼻流清涕，或昏闷，一应急慢惊风等症，用小姜汤。医以右手大指面蘸汤，于鼻两孔，着实擦洗数十次，谓之洗并灶，以通其脏腑之气。随用两大指俱蘸汤，擦鼻两边数十下。随由鼻梁山①根，推上印堂数十。推法：医用两手中名小六指，将病者两耳扳转向前，掩其耳门，而以两大指，更迭上推。从印堂而上，左右分抹眉、额、眼胞，各数十下，至两太阳揉掐之数十下。随将全指摩擦其囟门头脑亦数十。临后将两大指，拿住两太阳，两中指拿住脑后两风池穴后脑下颈项之上两边软处即风池穴。一齐四指着力拿摇一会。小者令其大哭，即有汗出当时虽无汗，以后亦自有汗。又或用手擦其肺腧②穴背两边反手骨边软处，即肺腧穴。但擦要轻带③汤擦恐伤其皮，又有揉一窝风，揉内劳宫，掐二人上马。此三穴，另载手图下，照病症推拿时用之，皆取汗之法也。风寒之症，得汗出即减大半矣。盖面即气通脏腑。此取汗诸法，不拘何证，但有病俱须用之，真除病之通术也。但推后须用手掌摩其头面令干，恐有汤湿，反招风也。若自汗者，亦用此以取其正汗，但汗后须多推脾土以收之。

## 吐　法

凡遇孩童风寒水湿伤乳伤食，或迷闷不爽，胃中饱

① 山：原作"三"，据清抄本改。
② 腧：原作"愈"，据清抄本改。
③ 带：原作"人"，据清抄本改。

懑，不进乳食，或咳嗽多痰，并呕吐，一切急慢惊风，不论暂感久感，即先用前取汗法毕。随将左手托住后脑，令头向前。用右手中指插入喉间，按住舌根，令其呕哕①，或有乳者即吐乳，有食者吐食，有痰者吐痰。若初感者，一吐之后，病即霍然大减矣，随再照症推之，无不立愈。但孩童有齿者，并牙关紧者，照前拿牙关法，拿开牙关。随用硬物，如笔管之类，填其齿龈，然后入指，庶不被咬，又须入指从容，恐指甲伤及病者喉腭。此吐法，系除病第一捷径，较汗下之取效甚速，予每以此救人甚多。盖小儿之病，不过风寒伤乳伤食，久之停积胃脘之间，随成他证，诚一吐之而病自愈耳。就是胃间无停积者，用此亦②能通其五脏六腑之滞，医者留心。又有板门③推下横纹则吐者，然不若按舌根吐之快也。有④用药吐者，风⑤斯下矣。

### 下　法即泻也

凡遇小儿之不能言者，偶然恶哭不止，即是肚⑥疼，即将一人抱小儿置膝间，医人对面，将两手搂抱其肚腹，着力久久揉之如搓揉衣服状。又用掌摩揉其脐，左右旋转数百余回每转三十六，愈多愈效。随用两手于肚两边，推下两

---

① 哕：原作"喂"，据文义改。
② 亦：原作"症"，据清抄本改。
③ 门：原作"又"，据清抄本改。
④ 有：原作"之"，据清抄本改。
⑤ 风：疑作"又"。
⑥ 肚：原作"人"，据清抄本改。

膀胱数十，或百下。并从心口推下小肚，此下泻之法也又有横纹推向板门，则泻之法，可并用之。大①约揉肚并脐②，若久自然消化，但要揉之如法耳。

## 风气命三关说

凡小儿未及③五六岁者，难以诊脉。惟以男左女右食指根上三节，分为三关。第一节曰风关，无红紫青筋则无病，有亦易治。二节曰气关，有红紫青筋，病虽重，仍可治。三节曰命关，有红紫青筋，病深难治。其筋色病症，载《小儿被惊法歌》歌内云：筋透三关命必亡。但小儿一二岁上下，其皮肤嫩薄，有病三关上多有浮筋，但要用心推之。不可谓其必亡，而不用功也。推法：医用右手大指，推送入病者大指根虎口之内下数不嫌多，每治病必先推此，或每节一掐。此根本也，即所谓天门入虎口是也。

## 男女左右说

凡男推拿左手，女推拿右手，一切相同。但男推三关为热，退六腑为凉。女则推三关为凉，退六腑为热耳女推三关二句，据书如此说，恐未必相悬若此。予每照男用，明者更试之。

---

① 大：原作"人"，据清抄本改。
② 脐：原作"朋"，据清抄本改。
③ 未及：原作"去反"，据清抄本改。

## 分阴阳推三关退六腑说 此三关又非风①气命三关也

凡男女有恶，俱由于阴寒阳热之失调。故医之即当首先为之分阴阳，次即为推三关六腑穴各职所②，如寒多则宜热之，多分阳边与推三关。热多则宜凉之，多分阴边与退六腑。然阴阳寒热，必须相济，不可偏寒偏热。如要热，分阳边一百十，则分阴边亦二三十。要凉，分阴边一百十，则分阳边亦二三十下。此亦燮理阴阳之义，推三关退六腑亦然。如不寒不热，则各平分平推，在人心上之活法也图法俱载后。

## 节饮食说

语云：婴儿常③病，伤于饱也。养小儿之法，第一在节其乳食，宁可不时少与之，切不可令一飱④粗饱。乳食后，最要忌风。每见士大夫之家，多雇奶娘，其痛痒既不甚相关，而为父母者，又一切交付与他，不自经心。为奶娘者，但见小儿之哭，惟恐父母闻之，多勉强与之乳食。甚有能食者，暗地与之糖粑饼果坚硬甜冷之物，免其一时之哭。且又不知避风，为害不小，不可不慎也。要得小儿

---

① 风：原作"尻"，据清抄本改。

② 穴各职所：清抄本作"穴各载后"。

③ 常：原作"带"，据清抄本改。

④ 飱：古"食"字。《汉书·王莽传》："诸生小民会旦夕哭，为没飱了未了。"师古注："飱，古食字。"

安，多受饥与寒，此语有味。但所谓寒者，无令过暖，非令受风寒也。

# 字　法　解①

——推者，医人以右手大指面，蘸汤水于其穴处向前推也，故大肠曰推，心经曰推，肺经曰推，肾水曰推，板门向横纹，横纹向板门曰推。而惟阴阳有分之说，以医人用左右大指，于阴阳穴处向两边分，故谓之分，而亦谓之推也。三关六腑有推退之说，以三关上推<small>上者向手膊推</small>，六腑下推<small>下者向手掌推</small>，虽有推退之名，而实皆谓之推也。又脾土有推补之说，以医人用左手大食二指，拿病者大指巅<small>男左大指，女右大指</small>，直其指而推，故曰推，取消欲②食之意。屈其指而推，故曰补，取进饮食之意，虽有推补之名，而实则皆谓之推也。

——运者，亦医人以右手大指推也。但如八卦，自乾上推起至兑上止③，周环旋转，故谓之运。又④如运土入水，自脾土推至肾水止；运水入土，自肾水推至脾土止。因有土入水，水入土之说，故谓之运，而实皆谓之推也。

——拿者，医人以两手指<small>或大指，或各指</small>，于病者应拿

---

① 字法解：凡例、通则之义。
② 欲：清抄本作"饮"。
③ 止：原作"正"，据清抄本改。
④ 又：原作"受"，据清抄本改。

穴处①，或捏或掐或揉，皆谓之拿也。

——凡推，俱用指蘸汤水推之。但太湿，恐推不着实，太干，恐推伤皮肤，要干湿得宜。拿则不用水。

——凡推，各指俱要指面并挨而边推之。

——凡云几十几百者，于其穴处，推或几百下，或几十下也。凡下数不厌多，愈多愈效，轻者二三百，重者三五百。

——凡推各指，医人以左手大食二指，拿所推之指，以右大指，自指巅推至指根而止。推三关退六腑，亦以左大食中三指，对拿总心②处。而三关以右大指推，六腑以右中指退，但俱长不过三寸。

——凡推法俱有次序。每病必先面上取汗，喉中取呕法，次于手上分阴阳，次推三关，次六腑，次各应先推之指。如饮食先脾土，泄泻先大肠，伤风先肺经，而后次及八卦、横纹、横门、天河之水。其应推之穴，尤要多推，不妨数百。

——推拿曰每次者，盖病有轻重，人有大小，如初生曰婴儿，五七岁曰小儿，十二岁曰童子，并皆可用推拿。但感病轻者，推拿一二次，或三五次即愈。若感重者，非十数次不愈。人小者一二次或三五次即愈，人大者，非十

---

① 处：原作"度"，据清抄本改。
② 总心：即总心穴。《针灸大成·卷十》"诸穴治法"："大陵穴后五分，为总心穴。"

数次不愈。若感重而人又大者，非数十次不愈，故曰每次也。

# 手上推拿法

### 天门入虎口

大指食指中间软肉处为虎口。医人用大指，自病者命关推起至虎口。又将大指钻掐虎口，又或从大指巅推入虎口，总谓天门入虎口。

### 水里捞明月

凡诸热症，热甚，以水置病者手中，医人用食指杵从内劳宫左旋，如捞物状，口吹气，随指而转数回，径推上天河，又仍前法行数次，此退热之良法也。但女右旋。

### 打马过天河

中指午位①属马，医人用②食、中二指，弹病者中指甲十余下，随拿上天河位，摇按数次；随用食、中二指，从天河上，密密一路打至手湾止，数次。

### 黄蜂入洞属火

医将二大指，跪入两耳数十次，能通气。如前所云：扳耳、掩耳门俱是，余皆非。

---

① 午位：指最上端一节。
② 用：原作"开"，据清抄本改。

### 赤凤摇头

医将右大、食二指，拿病者大指头摇摆之，向胸内摆为补，向外摆为泄。又医将一手拿病者曲尺①，将一手拿病者总心经处摇摆之，为摇抖肘，亦向胸内为补，外为泄。

### 飞经走气②

传送之法，医人将大指到病者总心经位立住，却将食、中、名三指一站，彼此递③向前去，至手湾止，如此者数次。

### 凤凰单翅④

医人将右手食指，拿病者大指屈压内劳宫，大指拿外劳宫。又将左手大指跪顶外一窝风，并食、中二指拿住内一窝风，右手摆动。

### 猿猴摘果

医人将手牵病者两手，时伸时缩，如猿猴扳果样。

### 双龙摆尾

医人屈按病者中、名二指，摇食、小二指，故名双龙摆尾。

---

① 尺：据文义，疑为"池"之误。
② 飞经走气：在其后，清抄本加有"以下各法，俱可不用，存之备考。"
③ 递：原作"遍"，据清抄本改。
④ 单翅：清抄本作"单展翅"。

## 身中十二拿法 <sub></sub>穴载周身图 拿即揉掐类①

| | |
|---|---|
| 一拿两太阳穴 | 属阳明经能醒 |
| 二拿耳后穴 | 属肾经能去风 |
| 三拿肩井穴 | 属胃经能出汗 |
| 四拿奶旁穴 | 属胃经能止吐 |
| 五拿曲尺②穴 | 属肾经能止搐 |
| 六拿肚角穴 | 属太阳能止泄 |
| 七拿百虫穴③ | 属四肢能止惊 |
| 八拿皮罢穴④ | 属肝经能清神 |
| 九拿合骨穴即绝⑤位 | 通十二经能开关 |
| 十拿鱼肚穴⑥ | 属小肠经能止泄醒人事 |
| 十一拿膀胱穴 | 能通小便 |
| 十二拿三阳交穴 | 能通血脉 |

## 治男女诸般症候并治法

口中插⑦舌，乃心经有热，退六⑧腑，水里捞明月，清

---

① 类：原作"数"，据清抄本改。

② 尺：据文义，疑为"池"之误。

③ 百虫穴：指百虫窝穴。屈膝，在大腿内侧，髌底内侧端上三寸（血海穴上一寸）。

④ 皮罢穴：又名肝记，位于大指端爪甲内。

⑤ 绝：清抄本作"总"。

⑥ 鱼肚穴：位于小腿内侧面，约当内踝与膝联线的中点处。

⑦ 插：据文义，疑为"抽"之误。

⑧ 六：原作"夫"，据清抄本改。

天河为主。

四肢冷弱，推三关，补脾土，四横纹为主。

头向上，运八卦，补脾土为主。

眼翻白，推三关，擦五指节为主。

四肢乱舞，掐五节指，清心经为主。

口渴，是虚气，大推天河水为主。

肚响，是虚气，分阴阳，推脾土为主。

口吐白涎，有痰，推肺经为主<sub>吐法急用</sub>。

四肢掣跳，寒热不均，掐五指节，分阴阳为主。

眼不开，气血虚，推肾水为主①。

如哑子不言，是痰迷心窍，推肺②经为主<sub>吐法急用</sub>。

眼翻白，偏左右，拿二人上马，掐③小天心为主。

眼白，推肾水，运八卦为主。

头偏左右，有风，分阴阳，擦五指节为主。

面虚白，唇红，推脾土肾水为主。

遍身潮热，乳食所伤，推脾土肾水为主。

气吼虚热，补脾土、推肾水为主。

口唇白，气血虚，补脾土为主。

肚胀，气虚血弱，补脾土，分阴阳为主。

青筋裹肚，有风，补脾土，掐五指节为主。

---

① 主：原阙，据清抄本补。

② 肺：原作"脯"，据清抄本改。

③ 掐：原阙，据清抄本补。

吐乳，有寒，分阴阳上为主。

饮食俱进，人事瘦弱，有盛火。退六腑，清天河水为主。

眼向上，分阴阳，推肾水，运水入土为主。

哭声号叫，推心经，分阴阳为主。

鼻流清水，推肺经为主。

四肢向后，推脾土肺经，摆尾为主。

眼黄有痰，清肺经，推脾土为主。

大小便少，退六腑，清肾水为主。

口歪有风，推肺经，掐五指节为主。

掐不知痛，有风痳①，推脾土，掐五指节为主。

到晚昏迷，推肺经为主。

咬牙，补肾水，分阴阳为主。

哭声不出，清心经，分阴阳，掐威灵穴为主。

遍身掣有风，掐五指节，补脾土，凤凰单展翅为主。

脸青，推三关，推肺经为主。

哭声不出，推肺经，擦四横纹为主

手抓人，推心经，退六腑为主。

身寒掣，推三关，揉涌泉穴为主。

大叫一声死，推三关，拿合骨穴，清天河水，捞明月为主。

---

① 痳：古同"麻"。

临晚啼哭，心经有热，清天河水为主。

肚痛，擦一窝风为主，并拿肚①角穴。

干呕，精宁穴为主。

鼻流鲜血，五心热，退六腑，清天河水，捞明月为主。

一掣一跳，推心经，掐五指节，补脾土为主。

两眼看地，补脾土，推肾水，擦四横纹为主。

卒中风，急筋吊颈，拿合骨穴，掐威灵穴为主。

以上治法，虽各有主者，然各经俱要推之，遍推遍妙，只有益，定无损，医者留心。

## 阳掌诀法掌面为阳，非左手也。图载后

——擦②心经，二揉③劳宫，推上三关，发热出汗用之。引开毫毛孔窍，要汗而汗不来，再以二扇门掐之，揉孩童右手心，微汗出即止。

——大指食指侧，推入虎口，水泄、泻痢、肚胀用之。

——推脾土，屈指为补，饮食不进，人事瘦弱，肚起青筋用之。直指为泄，饮食不消，作饱胀用之。

——推肺经，二揉掐离乾，离上起，乾上止，当中

---

① 肚：原作"用"，据清抄本改。
② 擦：《针灸大成·卷十》"阳掌图各穴手法仙诀"作"掐"。
③ 揉：《针灸大成·卷十》"阳掌图各穴手法仙诀"作"掐"。

轻，两头重。咳嗽化痰，昏迷呕用之。

——推肾水，推小横纹，肾水短少，可以补肾，亦红可以清①。

——推肾水②，推小横纹，退六腑，大小便闭结，人事昏迷，粪黄者用之。

——揉③掐总位④，清天河水，口内生疮，遍身潮热，夜间啼哭，四肢常掣用之。

——分阴阳，风寒水湿，水泄痢疾，遍身潮热往来，膨胀呕吐并用之。

——运五经，通五脏六腑之气，肚胀，气血不和，四肢常掣，寒暑⑤往来用之。

——运八卦，除胸膈迷闷，肚胀呕吐，气喘，饮食不进，打嗝，用之⑥。

——推四横纹，和气血，人事瘦弱，乳食不思，手足常掣，头偏左右用之。

---

① 推肾水……可以清：《小儿按摩经》和《针灸大成·卷十》"阳掌图各穴手法仙诀"，无此20字。

② 水：在《小儿按摩经》和《针灸大成·卷十》"阳掌图各穴手法仙诀"均作"经"。

③ 揉：原作"操"，据清抄本改。

④ 总位：在《小儿按摩经》和《针灸大成·卷十》"阳掌图各穴手法仙诀"均作"总筋"。底本"掌面总图"作"总心经"

⑤ 暑：《针灸大成·卷十》"阳掌图各穴手法仙诀"作"热"。

⑥ 运八卦……打嗝用之：在《小儿按摩经》和《针灸大成·卷十》"阳掌图各穴手法仙诀"作"——运八卦，除胸肚膨闷，呕逆气吼噫，饮食不进用之。"

——运水入土，水盛土枯，五谷不化，痢疾用之。

——运土入水，脾太旺，水谷不分，水火未济，水症用之。

——揉掐小天心，眼翻白，偏左右，肾水闭结用之。

——掐大指面巅，迷闷气吼，作呕，干呕，用之。

### 阴掌穴法 掌骨为阴，非右手也。图载后

——掐①二扇门，两手揉掐，平中指为界，凡发汗用之。

——揉掐二人上马，清补肾水用之。

——揉掐外劳宫，遍身潮热，肚起青筋用之。

——揉掐一窝风，肚疼，眼翻白，一哭一死用之。

——揉掐五指节，伤风，被水惊，四肢常掣，面青色用之。

——揉掐精宁穴，气吼干呕用之。

——揉掐威灵穴，暴中风死，急筋跳水②，吊颈用之③。

---

① 掐：原阙，据文义、《小儿按摩经》和《针灸大成·卷十》"阴掌图各穴手法仙诀"补。

② 急筋跳水：《针灸大成·卷十》"阴掌图各穴手法仙诀"作"急惊暴死"。《儿科推拿摘要辨症指南》作"急惊卒死"。

③ 揉掐威灵穴……吊颈用之：在《小儿按摩经》和《针灸大成·卷十》"阴掌图各穴手法仙诀"作"——掐威灵穴，治急惊暴死。掐此处有声可治，无声难治"。

# 诸惊①症候并推治法

**胎惊**落地或软或硬，不开眼，不作声，胎中多毒。

每次分阴阳五七十，推三关五七十，退六腑五七十，推脾土五七十。上用热水推。如再不醒，用灯火于脑顶并二涌泉穴，各一焦。再不醒不治。又俗传呼其父乳名即醒者，试之可也。

**脐风惊**初生一二日，舌硬托乳，头摇眼闭，哭不出，口吐白沫，左右牙龈上下，并口上腭②，俱觉有硬梗，带蓝白色，如鸡鱼脆骨样，或白点如粟米大。初生但见有此症，急宜速治。然此症初起，人多不觉，在一二日间就要留心。凡婴初生下地，受风即生此症，治之在三日内外即可愈，若至四日便废③手，越五日断不治矣。近日此症极多，亦多误为别症失事，治法先寻鸡糟粪同好香墨磨之待用。先用大布针将龈腭间硬梗一一划破，重些不防，即用青绢布片，打湿扭干，缠食指头，蘸粪墨擦于划破处。轻者一次即愈，重者如前法再用一次，亦无不愈矣。如儿口不开，大人用左手大指二指，拿其牙关穴即开。便于用针，若拿不开则重矣。其病端在四日矣，可不趁早防之。

每次分阴阳五七十，推三关五七十，退六腑五七十，运八卦五十，推肺经五十。重者，天心穴、脐上、两大④指面

① 惊：原作"经"，据文义、《小儿按摩经》和《针灸大成·卷十》"治小儿诸惊推揉等法"改。

② 腭：原作"肠"，据清抄本改。

③ 废：清抄本作"费"。

④ 大：原作"天"，据清抄本改。

巅，各用灯火一壮，惟脐上三壮。<sub></sub>轻者不必用灯火，予屡试屡活人。上用姜葱汤推之。

**蛇丝惊**口中舌常吐，四肢①冷，乃心经有热。

每此分阴阳一二百，推三关一二百，退六腑一百，清天河水二百，运八卦一百，捞明月五十。汗吐法先用。

上麝香水，或姜葱汤推之，将米②泔水洗口，蛤粉擦太阳并涌泉穴二处。

**马蹄惊**头向上，四肢乱舞，感风被吓，脾土为主。

每次分阴阳一二百，推三关二百，退六腑一百。脾土推补各一百，运八卦一百，擦四横纹五十，清天河水一百，揉太阳五十，掐五指节五次，摇头一十，掐二人上马五十。汗吐法先用。

上用姜水推，将姜葱捣烂敷膝腕，取微汗，用布裹之，一二时忌乳食少用。

**水泄惊**肚响遍身软，眼翻白，口作渴，因乳食所伤，寒热不调，以脾土大肠为主。

每次分阴阳二百，阳边多分，推三关一二百，推大肠一二百，脾土推补各一百，扳门推向横纹五十。摩脐并腰眼龟尾各二三百。用右手掌心轻轻于腰脐龟尾掌荡，左右旋转各五十。男要

---

① 肢：原脱，据清抄本补。
② 米：原作"朱"，据清抄本改。

左旋①多些，女要右旋多些，四六分用，推委中、后承山各五七十。

上姜水推之。将蒜捣烂隔火纸敷脐，量人大小，大者敷一饭之时，小者敷一茶之时，大者禁乳食两时，小者忌一时。以茶汤洗口。然须分寒热，此治寒法，若热方俱杂症内。龟尾，即尾脊穴。

**鲫鱼惊**口吐白沫，四肢摆动，眼动，有寒，被吓。

每次分阴阳一二百，推三关一二百，退六腑一百，推肺经二百，运八卦五六十。脾土推补各一百，清天河水一百，运土入水五十，推肾水五十，抖肘五十，掐五指节数次，掐二人上马数次。汗吐法先用。

上用姜葱汤推，蛤粉擦脑顶，揉母乳水，掐去陈积者方与之食，不可太饱，禁风。凡病推后，与之乳或食，俱勿令饱。所谓要得小儿安，多受饥与寒是也，总之不令伤食，养子之良法。

**乌鸦惊**大叫一声即死，手足掣，口开眼闭，被吓，有痰。

每次分阴阳二三百，推三关一二百，退六腑一百，推肺经二百，清天河水一百，脾土推补各一百，推肾水一百，运八卦五十，揉内劳宫一百，取微汗。如不醒，拿合骨穴，或拿中指巅即醒②，二拿法载前，汗吐法要用。

---

① 旋：原作"右"，据清抄本改。
② 或拿中指巅即醒：原作"或食□指人□醒"，据清抄本改。

上用姜汤推，忌乳食，蛤粉搽脑顶涌泉。

**潮热惊**<sub></sub>口渴，气吼，昏迷，先被乳食所伤，后感风寒，脏腑有热。多清天河水、与水里捞明月。

每次分阴阳<sub></sub>二百，阴多些，阳少些，四六分用。推三关一百，退六腑二百，清天河水一百，捞明月五十，掐五指节数次，运八卦五十，揉内劳宫一百，汗吐法要用。

上葱水推之，忌乳食片时，如口中有疮，多清天河水、退六腑。

**肚胀惊**<sub></sub>气喘、眼翻白、作泄，伤食、感寒，脾土①之症。

每次分阴阳二百，推三关一百，推肺②经一百，脾土推补各二百，推肾水一百，掌揉脐二三百，左右旋。男左旋多，女右旋多，四六分用。擦四横纹五十，运八卦五十。

上姜水推之，忌生冷。如泄，揉腰脐龟尾各二百，法载水泄惊下。

**夜③啼惊**<sub></sub>一哭一死，再无住时，手足掣跳，被人乳食过度。

每次分阴阳一百，推三关一百，退六腑二百，推心经一百，清天河水一百，推肺经一百，推肾水一百，展翅五十，运八卦五十。

上用盐姜汤推之，少与乳食。

---

① 土：清抄本作"肚"。
② 肺：原作"脯"，据清抄本改。
③ 夜：原脱，据清抄本、《小儿按摩经》和《针灸大成·卷十》"治小儿诸惊推揉等法"补。

**宿沙惊**早晚昏沉，人事不醒，咬牙，寒热不均所致。

每次分阴阳二百，推三关二百，退六腑二百，捞明月一百，脾土推补各一百，运八卦五十，推肺经一百，摇头二十，擦四横纹五十，清天河水一百。

上用葱水推，节乳食。

**急惊**手捏拿①，一撒一死，口偏眼歪，受风，被吓。

先拿合谷穴或中指巅令醒，随用吐法法俱②载前。每次分阴阳二百，推三关二百，退六腑一百，脾土推补各一百，推肺经二百，掐五指节数十次，清天河水二百，运八卦一百，推肾水一百，揉内劳宫二百，汗吐法第一要紧用。

上葱椒研水推之，水调蛤粉擦头顶心太阳、手足掌心，禁风，忌乳食。

**慢惊**日逐被吓，眼偏口歪，四肢软拽③，喘④气无时，此非一时之病，不可治之太过。

每次分阴阳二百，推三关二百，退六腑二百，脾土推补各一百，推肺经一百，运八卦一百，摇头五十，推肾水二百，小天心久⑤揉之，亦可用吐法。

上麝香水，或葱姜汤推之，米泔水洗口，草应子⑥研

---

① 拿：清抄本作"拳"。
② 俱：原作"入"，据清抄本改。
③ 四肢软拽：《小儿按摩经》"治小儿诸惊推揉等法"作"四肢掣跳"。
④ 喘：原脱，据清抄本补。
⑤ 久：原作"人"，据清抄本改。
⑥ 草应子：清抄本作"蓖麻子"。

饼敷涌泉穴两太阳。

**弯弓惊**<sub>四肢向后，头向胸靠，哭声不出。</sub>

每次分阴阳二百，推三关二百，退六腑一百，推肾水二百，推肺经三百，运八卦一百，擦四横纹五十，脾土推补各一百，双龙摆尾十次，汗吐法要用。

上葱姜汤推之，以水调蛤粉擦手足掌心四处。

**天吊惊**①<sub>眼向上，哭声号叫，鼻流水，食后感寒，被吓②。</sub>

每次分阴阳阳二百，阴一百，推三关一百，推脾土推补各一百，运八卦五十，推肾水一百，双龙摆尾三十，揉内劳宫三十，汗吐法要用。

上姜葱汤推之，禁乳食，一时如不止，用取痰法吐其痰。

**内吊惊**<sub>咬牙，寒战，掐不知痛，食后感风，被吓。</sub>

每次分阴阳二百，推三关二百，退六腑一百，推肺经二百，天门入虎口五十，清天河水一百，推肾水一百，运③八卦五十，揉内劳宫一百，取微汗，汗吐法忌用。

上姜葱汤推之，忌风节乳食，葱枝捣饼，敷头顶心一时。

---

① 天吊惊："天吊"二字原倒，据清抄本乙正。
② 被吓：清抄本作"被惊吓"。
③ 运：原作"还"，据清抄本改。

**盘肠**①**惊**气吼，眼黄，肚起青筋，饮食不②进，人事瘦弱，大小便短少，因六腑有寒而致。

每次分阴阳阳一百，阴二百，推三关二百，退六腑一百，推脾土二百，推四横纹二百，推大肠二百，推肾水一百，运八卦二十，运水入土一百，揉腰脐及龟尾二三百，揉内外劳宫各一百，天门入虎口十下，汗吐法可用。

上姜葱汤推之，忌生冷，艾绒敷脐，草麻子③为饼，敷两脚心。

**锁心惊**鼻流鲜血，唇眼皆红，眼角粪无时，因火盛所致。

每次分阴阳阴二百，阳一百，推三关五十，退六腑二百，清天河水一百，推肾水一百。

上葱汤推之，蛤粉搽两太阳、两脚心，揉后要退凉，如再热难治。

**鹰**④**爪惊**两手爪人，眼闭不开，叫哭无时，被吓，并乳食所伤，筋经⑤受风，心经有热。

每次分阴阳一百，推三关一百，推六腑二百，脾土推补各一百，运八卦五十，清天河水一百，推肾水一百，打马五十，手足弯处揉拿之，揉内劳宫一百，汗吐法可用。

---

① 盘肠：指大肠。
② 不：原作"俱"，据文义和《小儿按摩经》"治小儿诸惊推揉等法"改。
③ 草麻子：清抄本作"蓖麻子"。
④ 鹰：原脱，据清抄本补。
⑤ 筋经：清抄本作"肺经"。

上椒汤推之，如甚，用麻丝扎两中指，用花针刺指头出血，以泄其心火。

**呕逆惊** 肚胀、四肢冷、吐乳食，胃有寒，乳食所伤。

每次分阴阳<sub>阳二百，阴一百</sub>。推三关<sub>二百</sub>，退六腑<sub>八十</sub>，推肺经<sub>一百</sub>。脾土推补各<sub>一百</sub>，运八卦<sub>五十</sub>，仍要先用汗吐法。

上姜水推之，如胃间有积乳积食，仍用吐痰法吐之不妨，最要少与之乳食，令多饥。

**撒手惊** 手足掣动、眼歪①、咬牙，心经先寒后热、心经为主。

每次分阴阳<sub>阳一百，阴五十</sub>。推三关<sub>一百</sub>，退六腑<sub>一百</sub>，推四横纹<sub>五十</sub>，天门入虎口<sub>二十</sub>，清天河水<sub>一百</sub>，运八卦<sub>五十</sub>。

上葱水推之，忌乳食，细茶煎汤洗口，禁风节乳食。

**乌沙惊** 唇嘴皆黑、筋亦黑，食后感风邪入肺。

每次分阴阳<sub>二百</sub>，推三关<sub>二百</sub>，退六腑<sub>一百</sub>，推脾之②<sub>一百</sub>，推肺经<sub>一百</sub>，运八卦<sub>一百</sub>，掐二扇门<sub>数次</sub>，揉外劳宫<sub>数次</sub>，汗吐法要用。

上葱姜汤推之，要忌乳，如重，用吐痰法吐之。然要量人虚实，久者少吐，近者多吐。过后有虚汗出者，多补脾土八卦。

---

① 眼歪：清抄本作"眼歪斜"。
② 脾之：清抄本作"脾土"。

**看地惊**手捻拿①，眼看地，不言，口歪嘴斜。

每次分阴阳一百，推三关一百，退六腑一百，运天河水一百，推脾上②一百，推心经五十，推肺经一百，按弦八十，捆③斗肘二十，汗吐法急用。

上姜汤推，用皂角烧灰，存性为末，将醋和饼，贴囟门一时。

## 杂症治法

### 治肚疼

每次分阴阳二百，推三关一百，退六腑一百，推脾土一百，天门入虎口一十，抱手揉肚二三百，揉窝风穴五十，掌心揉脐一二百，吐法可用。

上滚水推，用艾槌饼敷脐，忌乳食，要常带饥饿。

### 治火眼

每次退六腑一百，清天河水三十，运八卦五十，推肾水一百。

上滚水推，或茶汤推亦可。

---

① 手捻拿：清抄本作"手捻拳"。
② 脾上：清抄本作"脾土"。
③ 捆：方言，托起或上掀；清抄本作"摇"。

### 治气肿

每次分阴阳一百，推三①关二百，退六腑二百，推脾上②三百，运水入土一百，天门入虎口五十。

上滚水推，或淡醋亦可。

### 治水肿

每次分阴阳二百，推三关二百，退六腑二百，推脾之③三百，运土入水一百。

上姜葱汤推之，忌盐并生冷，乳食亦少用。

### 治黄症

每次分阴阳二百，推三关一百，退六腑一百，推肾之④一百，推脾土三五百，运土入水一百。

上姜葱汤推，山楂煎汤不时服。

### 治痰迷心窍

每次分阴阳一百，推三关一百，退六腑一百，推肺经⑤一百，推心经五十，推四横纹五十，运八卦五十，揉内劳宫五十，天门入虎口五十，掐五指节数次，吐法急急要用。

上麝香水或姜葱汤推之，用吐痰法吐之；如重，用灯

---

① 三：原作"二"，据清抄本改。
② 上：清抄本作"图"。
③ 之：清抄本作"土"。
④ 之：清抄本作"水"。
⑤ 经：原作"绝"，据清抄本改。

窝油鸡毛扫喉中即吐。

### 治走马牙疳

每次分阴阳二百，推三关一百，退六腑二百，清天河水二百，捞明月五十，摇头三十。

上麝香水或姜葱汤推，五倍子烧灰存性，炉底、黄连等分，为末搽之。但搽药须于夜间与日间睡着时。用物枕其颈，令仰睡张口，方便用药。若醒时，用药为涎所流，终无益也。

### 治头肿

每次分阴阳二百，推三关二百，退六腑一百，推脾土一百，揉两太阳五十，运八卦二十，揉内劳宫三十，汗法要用。

上姜水推之，将葱为饼敷脐，忌乳食少用，或将艾饼敷头顶。

### 治痰疟

每次分阴阳二百，推脾土二百，退六腑一百，运八卦五十，推四横纹三十，揉脐一百二十，揉内劳宫三十，汗吐法急用。

上用姜汤推，忌生冷，桃叶研饼，敷涌泉穴。

### 治食疟

每次分阴阳二百，推三关二百，退六腑一百，推脾土二百，推肾水一百，天门入虎口二十，运八卦二十，揉内劳宫三十，汗法要用。

上葱水推，忌生冷，乳食少用。

### 治虚疟

每次分阴阳二百，清天河水二百，推三关二百，退六腑一百，推脾土三百，运八卦一百，拿二人上马三十。

上葱姜水推，忌风并生冷，桃叶敷脚心。

### 治邪疟 往来不时为邪

每次分阴阳二百，清天河水二百，推三关一百，推肺经一百，掐五指节二十，推四横纹二十，运水入土五十，拿二扇门三十，揉内劳宫二十，汗法要用。

上葱姜汤推，忌生冷。用独蒜一个，捣烂，隔火舐①付内间使，大者久敷，小者少敷，或桃叶捣敷涌泉穴内间使即天河水处。

### 治红痢

每次分阴阳二百，推三关一百，退六腑二百，推大肠二百，运水入土一百，板门推向横纹五十，摩脐并腰眼及龟尾各一百二十。推委中后承山各五七十。

上葱水推之，黄连甘草各等分煎汤服之。

### 治白痢

每次分阴阳二百，推三关二百，退六腑八十，推脾土一

---

① 舐：即"纸"。

百，推大肠一百，运水入土一百，板门推向横纹三①十，摩脐并腰眼及龟②尾各一百二十。推委中后承山各五七十。

上姜葱水推，忌生冷，甘草黄连各等分，煎汤服之。

### 治赤白痢

每次分阴阳二百，推三关一百，退六腑一百，推脾土一百，运八卦五十，推大肠一百，板门推向四横纹五十，摩③脐并腰眼及龟尾各一百二十。推委中后承山各五七十。

上葱姜水推之，忌生冷。艾叶同花椒，研饼敷脐，以绢布护之，愈而后去。

### 治噤口痢

每次分阴阳二百，推三关一百，退六腑一百，推脾土二百，推大肠二百，板门推向横纹五十，摩脐并腰眼及龟尾各一百二十。推委中后承山各五七十。

### 治疳积黄疸凡面口白，饥瘦发稀，岂④肚大者是也。

每次分阴阳二百，推三关一百，退六腑一百，脾土推补⑤各二三百，推肾水一百，抱肚揉一百，摩脐左右旋各一百。

已上诸症，治无遗法，犹恐学者忽略，又编资手法捷

---

① 三：清抄本作"五"。
② 龟：原作"茋"，据清抄本改。
③ 摩：原作"店"，据清抄本改。
④ 岂：据前后文义，疑为"其"之误。
⑤ 推补：原作"德"，据清抄本改。

要歌诀于下，以便记诵，以致可咛，不厌重复。

## 歌 云

人间发汗如何说，只在三关用手诀，再掐心经与劳宫，热汗立至何愁雪，不然重掐二扇门，大汗如甫便休歇。若沾痢疾并水泻，重推大肠经一节，侧推虎口见功夫，再推阴阳分寒热。若关①男女咳嗽诀，多推肺经是法则。八卦离起到乾宫，中间宜乎轻些些，凡运八卦开胸膈，四横纹掐和气血。五脏六腑气候闭，运动五经开其塞。饮食不进儿着吓，推动脾土就吃得。饮食若进人事瘦，曲指补脾何须怯。若还小便兼赤涩，小横纹与肾水节，往上推而为之清，往下退而为补诀。小儿若着风水吓，多推五指指之节。大便闭塞久不通，盖因六腑有积热。小横肚角要施工，更掐肾水下一节。口出鼻气心经热，只要天河水清切。上入洪池下入掌，万病之中都去得。若是遍身不退热，外劳宫上多揉些。不问大无②与大炎，更有水里捞明月。天门虎口斗肘诀，重揉顺气又生血。黄蜂入洞医阴症，冷气冷痰俱治得。阳池穴掐止头痛，一窝风掐肚痛绝。威灵总心救暴亡。精宁穴治打逆咽。男女眼若往上撑，重重多揉小心穴。二人上马补肾

---

① 关：清抄本作"问"。
② 大无：清抄本作"太热"。

经，即时下来就醒些。男左三关推发热，退下六腑冷如铁①。女右三关退下凉，推上六腑又是热<sub></sub>此四句已辨在前，男女左右说下，大约男女既分左右手，则三关六腑想亦相同。用者细心，更参之莫误。病症虚实在眼功，面部详观声与色。寒者温之热者清，虚者补之实者泻。仙人传下救孩童，后学然恊②当切切。古谓哑科治法难，惟有望闻③问病策。我今校订无差讹，穴道手法细分别。画图字眼用心详，参究其中真实说。非我多言苦叮咛，总欲精详保婴血。更迷④一篇于末简，愿人热⑤诵为口诀。诸人留意免哭儿，医士庸⑥心有阴德。

又有小儿，不论何病，如人⑦病而尫瘦虚热，或眼皮不起，或咳嗽不出，欲愈不愈者，多因脏腑枯涩，脾气不润，急宜与之滋味，如荤汤之类，以资其脾胃极妙。大者与之自食，小者与之母食度乳。如大者能吃肉，不妨与之，但要逐渐少与，勿令过伤。此说若与庸医商量，断不肯从，明者自决。大人有病尤可用，记之记之。

---

① 铁：原作"夫"，据清抄本改。
② 然恊：清抄本作"慇懃，即殷勤"。
③ 闻：原作"门"，据清抄本改。
④ 迷：清抄本作"述"。
⑤ 热：清抄本作"熟"。
⑥ 庸：据文义，疑为"用"之误。
⑦ 人：清抄本作"久"。

又凡小儿不拘何病，父母抱之，以手掌心贴儿脐下小腹①，往上轻轻托抱之。又令一人抱其头，左右旋摇各数十，能令五脏冲和，百病清散。其睡时亦以手按其小腹，功效如神。

以上二说，是吾心得之妙，屡经试验，大人小儿去病如神，特揭之以活众，留心毋忽。

## 补推指法

凡小儿一二岁以内，指小难捉，医用左手大指与名指或中指，对拿着病者，应推之指梢，以食指托起指背，却以右手中指、名指分夹②病者手掌，以大指推之。惟推脾土，医用大指、食指③拿其指梢，随便用之，在人活法。

## 图　解

### 周身穴

推拿左右相同，但不便并写。急惊推拿，自上而下；慢惊自下而上。

---

① 腹：原作"复"，据清抄本改。
② 夹：原作"大"，据清抄本改。
③ 食指：原作"食食"，据清抄本改。

百会穴　印堂

太阳

太阳　洞庭也

风门穴

牙关穴，拿之即开

口关穴，拿之即开是与奶劳穴止拿止吐嗽吐

走马穴

上吐　推推

奶

奶劳穴

曲尺穴

交骨穴

脐

膀胱穴推上通小便

膝眼穴，拿发汗

委中穴，拿脚不缩。左同

肚角穴，拿止泄肚疼

百虫穴，拿止搐

鱼肚穴，拿能醒

后承山

涌泉

涌泉穴，擦之，左转止吐，右转止泻，女反用之

不名解带穴即醒人嗽穴又

前膝交拿此穴，急下说在慢

交骨穴，男拿左、女拿右后承山□□□并手足掣□拿即止

涌泉穴，两足俱推不分男女但旋□□

# 背上穴

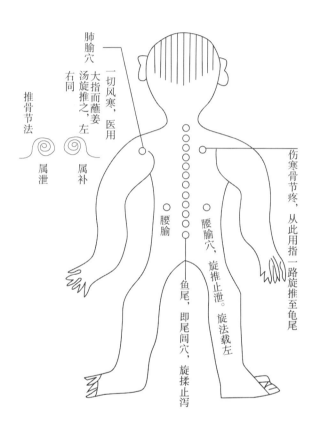

肺腧穴

一切风寒，医用
大指而蘸姜
汤旋推之，左
右同

推骨节法

属泄　属补

腰腧

腰腧穴，旋推止泄。旋法载左

鱼尾，即尾闾穴，旋揉止泻

伤寒骨节疼，从此用指一路旋推至龟尾

## 掌面总图

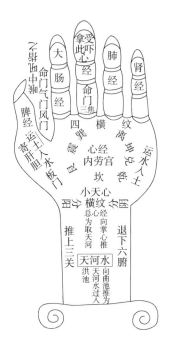

男左女右，凡指有横①纹处即五指节。

---

① 横：原作"黄"，据清抄本改。

## 掌背总图

男左女右

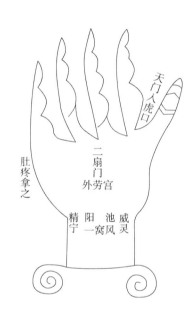

天门入虎口

二扇门
外劳宫

肚疼拿之

精宁　阳池　威灵
一窝风

**分阴阳，推三关，退六腑图说** 附中指巅拿穴。

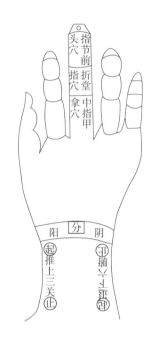

　　凡分阴阳，医人以两手食、中四指托病者手背，又以两手名、小四指夹病者手掌，以二大指于阴阳处①向两边分之。推三关退六腑，照字所向推退。其多少之数，俱详载前：分阴阳推三关退六腑说下。

---

　　① 处：原作"度"，据清抄本改。

## 运八卦，运土入水，运水入土图说 附跪指拿总心穴。

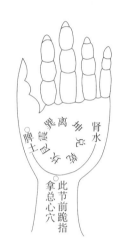

凡运八卦，医用大指面，自乾上起推至兑①上止，但到离上轻轻带过，恐推动心火，除俱要动。自脾土推起至肾水止，为运土入水，止泻。自肾水推起脾土止，为运水入土，止痢。

---

① 兑：原脱，据清抄本补。

## 板向横横向板图说

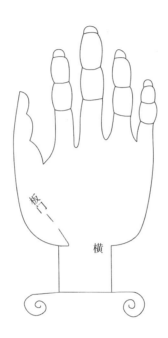

板门

横

推板门推向横纹，止泻痢，或要吐用之。自横纹推向板门，止呕吐，或要泄用之。

以上四图说，系手掌，因用法难明，故表明之，余不尽言。

## 二扇门、二人上马图说

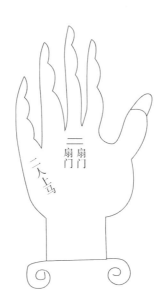

二扇门，在中指骨两边空穴处是。二人上马，在名小二指骨界空处是，二扇门手法，医用两大指甲锁掐中指骨两边空处。二人上马，医用一大指甲锁掐名小二指界空处。

此一图说系手背，因用法难明，故表明之，余不尽载。

**灸灯火穴**凡穴软处是。

畏灸者，用人捉灸之，立愈，断非虚言。

有等小儿，气粗皮厚。自五七岁，至十五以外。如感冒风寒，发热无汗，先预备葱姜汤姜粥听用。医先用麻绳，热水摸湿。两手扯张，将病人遍身一刮，随用灯草酥香油点火，于所点穴道各一壮。善灸者，能令爆响。灸完能食者，与之姜粥，小者灌之葱姜汤，以被①盖之。寒天用火一盆置床前②，少顷汗出如水即愈矣，此法大人亦可用。去病如神，试之屡验。但脚冷者，灸之自下而上。但刮麻时，用滚水一大盆，病大者坐于其上，小者抱其上。蘸滚水倒③之，倘有大汗，轻者不灸亦可。

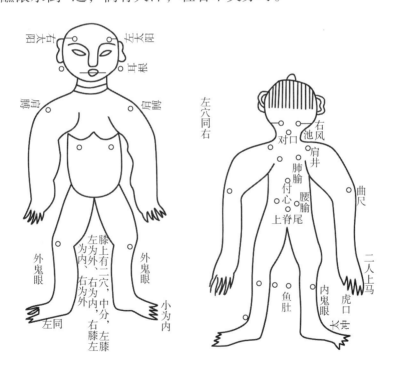

---

① 被：原作"皮"，据清抄本改。
② 床前：原作"皮而"，据清抄本改。
③ 倒：清抄本作"刮"。

## 分阴阳手法图说详前

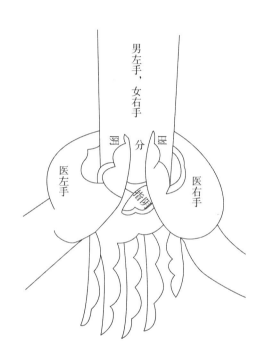

**推三关手法图说**详前

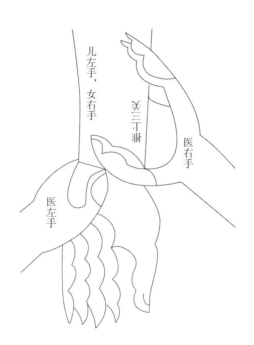

儿左手，女右手

关三推

医右手

医左手

## 退六腑手法图说详前

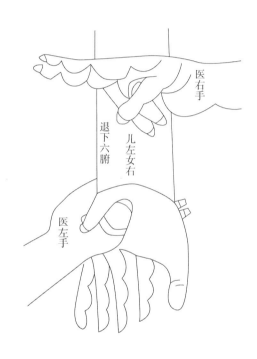

医右手

退下六腑

儿左女右

医左手

## 天河水手法图说 <sup>详 前</sup>

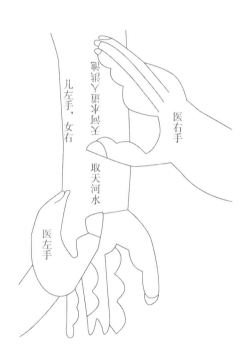

儿左手，女右

主医左手取儿左手

取天河水

医右手

医左手

### 天门入虎口图

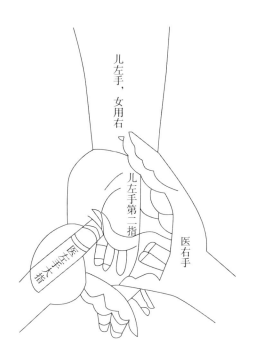

推大肠同此指，但天门只推指左侧，直入虎口，大肠推指面，自指巅起至指根止①。

①　止：原作"一"，据清抄本改。

**屈指补脾土手法图**

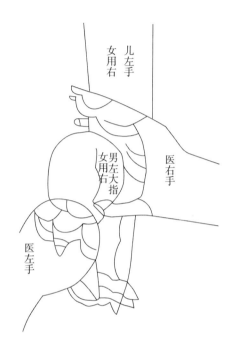

屈拿其指屈①而推之，故为补，右②直其指则为推，互相为用，在人活法。说详前。

---

① 屈：据清抄本，疑为"巅"之误。
② 右：据清抄本，疑为"若"之误。

**推中指手法图** 余指例推

凡推各指，医俱以大指、无名指，拿住指巅，以中指、食指托其指背，而余其指面推之，但法难以尽拘，随便活①法用之。

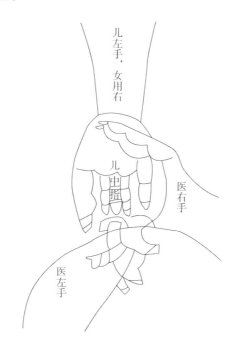

一切手法，本欲逐一描画，但中有转画转不明者，姑画其易明者。然模拟亦尽且若②矣，因类③而通之，活变而

---

① 活：清抄本作"治"。
② 且若：清抄本作"其苦"。
③ 类：底本漫漶，据清抄本改。

用之，是在明者毋若唯耳①。若后灸灯火图法，便②为神奇。但人多骇而畏之，而不知轻火一点。不疼不痛，皮毛即时爽快，妙不容言，何足畏哉。其在大人，更宜早用，凡推，口记下数要到。

① 毋若唯耳：清抄本作"毋苦难耳"。
② 便：清抄本作"更"。

# 附经验

## 活幼黄金散

小儿一切惊风，吐泻，腹胀①，不思饮食，热极烦躁，二②便结涩。诸般杂症，服之并效。如为丸，绿豆大，朱砂金箔为衣③，量大小服之。

天竺黄五钱　全蝎去头尾用，焙干。五钱　蝉蜕去头足，三钱　姜蚕④炒 五钱　甘草　黄芩　郁金　姜黄　山栀仁炒　白蒺藜炒去刺　防风以上各一两　牛黄或一钱或五分

上十二味，共干研，为极细面。每服小者一匙，大者如用，调引附后。牛黄、天竺不犯铁器。

惊风，薄荷汤下；烦躁，灯心同金银煎汤下。

呕吐、泄泻，姜汤下；膨胀不思饮食，神曲、麦芽煎汤下。

潮热盛者，用灶心土五钱入灯心竹叶汤下。

大便秘结，量用大黄煎汤下。

小便赤涩，用车前草、竹叶、灯心同煎汤下。

大小便俱不通，用猪苓泽泻煎汤下。

上方牛黄、天竺二味，难得有力之家用之，贫家只用推拿可也。

---

① 腹胀：原作"胀胀"，据清抄本改。
② 二：原脱，据清抄本补。
③ 如为……金箔为衣：此句原字难辨，据清抄本补。
④ 姜蚕：据文义，疑为"僵蚕"之误。

**启脾芦荟丸**治五疳脾虚，面黄肌瘦，发稽①直竖，肚大青筋，或吐或泻。

山楂肉四两　陈皮去白一两　枳实麸炒一两　胡黄连净一两　使君子一两　青黛五钱　芦荟五钱　人参五钱　青皮五钱　莪术六钱　蕪天②六钱　神曲六钱

上为末，使君子壳煎汤，大米为末，打糊为丸，如龙眼核大，每服一丸，清米汤化下。此方无难备，凡小儿诸病，此二方尽之矣。

**治恶痘**黑陷将死，此药起死回生。

紫草茸三钱　川山甲二钱，炒成珠

上二味为极细末，同人参煎汤调下五分，即刻起顶贯浆，次第取功，真仙丹矣。此方紫草茸难得，然效果如神，特并载之③。

---

① 稽：清抄本作"稀"。
② 蕪天：据文义，疑为"芜荑"之误。
③ 上为末……并载之：底本原无，据清抄本补。

# 校注后记

《小儿推拿秘诀》为明·周于蕃著。周于蕃，字载播，号岳夫，湖北蒲圻县人。明代医家，生平不详。该书全名为《秘传男女小儿推拿秘诀》，于明代万历三十三年（1605）刊行于世，万历三十四年重印一次。万历四十年（1612）本书第三次翻刻，这次翻刻做了进一步整理。将书中内容重新安排和调整，并于不易理解的地方补入插图，目的在于使学习者易于掌握，从而保证临床疗效。

《小儿推拿秘诀》未分卷，无目录，但内容齐全，图文并茂，涉及小儿生理、病理特点、诊断、治疗和病后调理等多个方面，尤其对小儿推拿按摩手法进行了详尽的叙述。

## 一、学术思想及价值

1. 确立了手臂等推拿部位与脏腑的联系，以及脏腑病推治"本经"的原则

明代以前著作，涉及小儿推拿的内容很少，常与膏摩并见。单纯论述推拿治病的方法则更少见，也未确定手臂等推拿部位与脏腑的关系。本书从推拿实践中总结了推拿部位与脏腑的对应关系，确定了脏腑疾病推治"本经"的原则。如"脾土有病食不进，推动脾土效必应""肺经有病咳嗽多，可把肺经久按摩"，在此原则下，灵活运用中

医藏象学说中有关脏腑相互关系的理论，如"见肝之病，知肝传脾，当先实脾""肝经有病眼多闭，推动脾土病即退"，在治疗肝病时推拿脾土等，为将辨证论治运用于小儿推拿的治疗上打下了理论基础。

2. 确立了手法的分类与适应证以及推拿施术先后次序

古无"推拿"之说，明代以前称为"按跷""跷摩"等，明代杨继洲在《针灸大成》中仍称"按摩"。而本书首次将按摩的手法解析为"推法"与"拿法"，并将书冠以"小儿推拿"。书中对推法与拿法有较为明确的界定。"推者……直其指而推……拿者，医人以两手指（或大指或各指）于病者应拿穴处或捏或掐或揉，皆谓之拿也。"（《小儿推拿秘诀·字解法》）为后世的手法解析树立了榜样。

疾病之基本病机是阴阳失调，推拿要调平阴阳。具体分阴阳时以阳边为多或阴边为多，视疾病的性质而定。一般情况，阳证则多分阴边，阴证则多分阳边。在此基础上，再进行"分经取治"。《字解法》："凡推法俱有次序，每病必先用面上取汗，喉中取呕法。次于手上分阴阳，次推三关，次六腑，次各应先推之指，如饮食先脾土，泄泻先大肠，伤风先肺经，而后次及八卦、横门、清天河之类，其应推之穴，尤要多推，不妨数百。"

3. 总结了小儿推拿取穴的特点及操作方法

本书将小儿推拿穴位分为两种：一种与针灸的穴位相

同，如十四经穴、经外奇穴等；另一种为小儿推拿疗法的特有穴位：线状穴和面状穴。线状穴有手臂的三关穴、六腑穴、天河水穴等；头面的天门穴、坎宫穴和腰背的脊柱穴、七节骨穴。面状穴有手五指的心肝脾肺肾经穴、板门穴、内八卦穴、腹穴等。

小儿推拿手法有推、揉、按、摩、掐、捏、运等七种。其中揉、按、摩、掐与成人推拿同样操作，而推、捏、运则名同实异。小儿推拿手法要做到"轻快柔和、平稳着实"，与成人推拿操作要求"持久、有力、均匀、柔和"、刺激重、感应强的特点显著不同。

4. 提出了推拿应掌握渐进适应的原则

本书"拿法"曰："凡医人，入门见病者，如骤感而轻，可不必拿，若久感而沉重者，必须一拿以试之，然后便于用功。"推拿沉疴久疾，需要时间长，应让患儿有一个适应的过程。该原则的提出，对后世小儿推拿的操作及消除推拿可能带来的负面效应有着重要的意义。

5. 提出推拿的其他作用及与时辰的关系，发现了部分特定穴位及其治疗作用

周氏认为推拿具有汗、吐、下三法的作用。周氏对很多穴位的解释，不同于传统经络学说的观点，如"肩井穴，属胃经，能出汗"等。并且还注意到时辰与推拿治疗的关系。而有些特定穴位，首见于该书，如耳后、肚角、皮罢、合骨、鱼肚等。

二、《小儿推拿秘诀》的学术源流及地位

《小儿推拿秘诀》首次将明代流行于民间的推拿手法进行了整理和总结，主要记述了小儿推拿按摩的方法要领。小儿推拿手法得以光大、流传，周于蕃做出了不可磨灭的贡献。

《小儿推拿秘诀》在推拿专科发展史上影响较为深远，后世的小儿推拿著作，许多内容均摘自于本书。如以周氏所著为蓝本扩充的著作主要有《秘传推拿秘诀》《厘正按摩要术》等。《厘正按摩要术》为清代张振鋆著，其在《小儿推拿秘诀》一书的基础上增补了新的内容。全书共分四卷，卷一辨证，卷二立法，卷三取穴，卷四列证。书中介绍小儿按摩八法、儿科推拿的取穴手法图，还介绍了胸腹按诊法，这是其他医书所少见的。可见，《小儿推拿秘诀》为后世小儿推拿的延续和发展提供了先决条件，奠定了辨证施法的学术基础，具有较高的学术价值。

三、版本源流，底本和校本的选择

参照《中国中医古籍总目》记载，本书的版本一共有六个：

1. 明万历四十年壬子（1612）刻本，藏于天津中医药大学图书馆。

2. 清乾隆五十三年戊申（1788）漱芳斋刻本，藏于解放军医学图书馆。

3. 清同治光绪间刻本藏于上海图书馆。

4. 清文奎堂刻本，藏于上海图书馆和江西省图书馆。

5. 清味经堂刻本，藏于中国中医科学院图书馆。

6. 清抄本，藏于中国科学院国家科学图书馆、苏州市图书馆、浙江图书馆、中国中医科学院图书馆和上海图书馆。

经考察调研，藏于天津中医药大学的明万历四十年壬子刻本，实为清代味经堂刻本；清乾隆漱芳斋刻本，已严重破损，无法阅读或拍照。清同治光绪间刻本和清文奎堂刻本已不复存在；故本书整理者仅获得清味经堂刻本和清抄本。

经考证，味经堂刻本是清朝康熙年间铅州张应泰从朋友王大卿那里获得明代的《小儿推拿秘诀》，并亲自参与编订，于清康熙二十四年（1685）刊行于世。故此次以藏于中国中医科学院图书馆味经堂刻本为底本；上海图书馆清抄本，经核对其内容与味经堂刻本基本一致，且保存完好，并且有目录，方便校对，绘图清晰，形象鲜明，因此将其作为主校本。

# 总 书 目

# 本　草

IV